EXTRAIT
DES
MÉMOIRES
LITTÉRAIRES
ET
CRITIQUES
SUR LA MÉDECINE,
N°. *VIII*,

Avec des corrections & additions approuvées.

EXTRAIT
DES MÉMOIRES
LITTÉRAIRES ET CRITIQUES

Sur la Médecine, N°. *VIII*, *avec des corrections & additions approuvées.* (1)

LETTRE

A l'Auteur de ces Mémoires, pour servir d'Errata *à la premiere partie de l'état de Medecine, Chirurgie, & Pharmacie*, &c.

> Non semper ea sunt quæ videntur : decipit
> Frons prima multos. . . .
>
> PHÆDR. *Prolog. lib. IV. fab.*

MONSIEUR,

J'AI l'honneur de vous adresser les remarques que j'ai faites sur l'*Etat de Médecine*, annoncé

(1) Il y a des différences entre cette Édition in 8° & celle in 4°, dont voici les raisons. Lorsque j'ai donné à M. Goulin mon Manuscrit pour l'insérer dans ses *Mémoires Littéraires*, il avoit déjà été examiné & paraphé par un Censeur Royal (M. Carrere). Le Censeur des *Mémoires* a jugé à propos de faire des retranchemens, quoiqu'antérieurement revêtus de l'approbation de son Confrere. J'ai cru être en droit de les rétablir dans cette nouvelle Édition, qui m'a en même-tems fourni l'occasion de corriger quelques fautes essentielles qui se trouvent dans la premiere, à laquelle je n'ai point présidé.

depuis plusieurs mois, & qui paroît enfin depuis environ trois semaines. En lisant cet Ouvrage, vous serez étonné de la quantité de fautes, même les plus grossières, que renferme la première partie seulement, laquelle cependant est la plus courte. Les Auteurs n'ont pas mis, à la vérité, leurs noms & qualités à la tête du Livre ; mais on voit à la fin que le privilége a été obtenu par le sieur *Lefebure de S. Ildefont*, D. M., & après le privilége, on lit ce qui suit : *Nous avons cede à M. Didot, Jeune, l'impression de cet Ouvrage, suivant les conventions faites entre nous, à Paris le 23 Décembre 1775, Lefebure de S. Ildefont D. M. de Cezan D. M. P.* Ainsi vous voyez, Monsieur, que les Auteurs sont très-connus.

Vous avez déjà eu occasion de parler de ces deux Médecins, & sur tout du premier, dans vos savans *Mémoires Littéraires & Critiques, pour servir à l'Histoire de la Medecine*, année 1775, tom. 1. pag. 113 & 261. On voit par la page 7 d'une Brochure du sieur *Lefebure*, intitulée : *Remede éprouvé pour guérir radicalement le cancer occulte*, &c. qu'il y a long-tems qu'il est en liaison avec M. *de Cézan.* Ce nouvel *État de Médecine* démontre que cette liaison n'a fait qu'accroître depuis ; ce qui prouve bien cette proposition de Pline, épist. 15, lib. IV. *Ad connectendas amicitias tenacissimum vinculum morum similitudo.* Tous deux ont parcouru la brillante carrière du Théâtre, & s'ils n'y ont pas cueilli des lauriers, c'est que le Public est un maître quelquefois de mauvaise humeur, qui ne rend pas toujours aux talens des Auteurs Dramatiques, toute la justice qu'ils méritent. Comment, en effet, a-t-il pu ne pas accueillir *Sophie* ou *le Triomphe de la Vertu*,

Comédie en cinq Actes de M. Lefebure ? Comment a-t-il pu refuser son approbation aux *Comméres de Windzor*, Comédie en trois Actes de M. de Cézan ? Il faut convenir que des Médecins, qui savent ainsi entremêler les jeux de Thalie avec l'étude & la pratique de la Médecine, sont doublement utiles aux malades qu'ils amusent, en même-tems qu'ils tâchent de les soulager dans leurs maux.

Je ne me permettrai qu'une seule réflexion sur les différens Ouvrages publiés par MM. Lefebure & de Cézan ; c'est qu'il ne me paroît pas qu'en écrivant, ils aient toujours eu présente à l'esprit cette belle maxime de Sénéque : *Quidquid scripturus es, scito te morum tuorum & ingenii chirographum dare* ; maxime qui se trouve si bien rendue dans ces Vers de notre Horace François :

Que votre ame & vos mœurs, peintes dans vos Ouvrages,
N'offrent jamais de vous que de nobles images.

Comme vous connoissez aussi bien que moi, Monsieur, les Ouvrages de ces Auteurs, vous êtes à même de juger si ma réflexion est juste & bien placée.

Souffrez, Monsieur, qu'avant de vous faire part de mes remarques sur l'*État de Médecine*, je vous découvre une petite supercherie, soit de M. de Cézan, soit de son Libraire, au sujet du Livre publié par celui-ci il y a environ deux ans, sous le titre de *Manuel Anti-Syphillitique*, ou *Essai sur les Maladies Vénériennes*, &c. Cet Ouvrage ou plutôt cette Brochure éphémère, sur laquelle j'eus alors occasion de dire un mot, (voyez la Préface des Élémens de Chirurgie Latins - François, publiés en 1774, chez Vincent.) eſt reſtée chez le Libraire, malgré l'annonce avantageuſe qu'en ont faite pluſieurs Journaux, & notamment le Mercure. Mais le Libraire, qui ne l'avoit pas achetée pour la garder dans ſon magaſin, a cherché les moyens de s'en débarraſſer : il a trouvé un de ſes Confreres, le ſieur Coſtard, lequel a bien voulu le tirer d'embarras, & qui a pris ſur ſon compte tous les exemplaires, excepté ceux donnés en préſent. Coſtard a bien ſenti que, s'il faiſoit reparoître le *Manuel Anti-Syphillitique* ſous le même titre, il n'en vendroit pas plus que ſon Confrere : il a cru qu'en changeant en partie ce titre, ſur-tout dans les premieres lignes, il dépayſeroit les Acheteurs, & les rameneroit au magaſin. En conſéquence, il a finement imaginé de reproduire cette année, & d'annoncer dans le Mercure, dans le Journal des Savans, &c. le *Manuel Anti-Syphillitique*, ſous le titre ſuivant : *le Secret des Médecins*, ou *Manuel Anti-Syphillitique*, &c. par M***, Docteur Régent de la Faculté de Médecine de Paris. A Londres, & ſe trouve à Paris chez Coſtard, Libraire, rue Saint Jean-de-Beauvais.

Je vous avouerai, Monſieur, que ce nouveau titre, *le Secret des Medecins*, a penſé me faire donner dans le piége tendu à la bonne-foi du Public, & j'ai d'abord cru qu'il s'agiſſoit d'un Livre nouveau, d'autant plus que dans les annonces faites dans les Journaux, on avoit eu grand ſoin de ne pas ajouter le reſte du titre, qui eut dévoilé la ſupercherie. J'ai donc été chez Coſtard demander le *Secret des Médecine* : mais quel a été mon étonnement, lorſqu'après avoir parcouru l'Ouvrage, j'ai vu que c'étoit préciſément le même publié il y a deux ans, & qui pour avoir changé de maître, n'avoit pas changé de nature. J'en fis des reproches au Garçon Libraire, qui ne sut trop que me répondre, mais que je laissai bien convaincu qu'il ne tiendroit pas à moi que le Public ne fût instruit de cette ruse. Une affaire particulière m'ayant conduit le même jour, presqu'en sortant de la boutique de Costard, chez M. Lambert, Imprimeur-Libraire, dont la probité & l'honnêteté sont universellement connues, je ne lui dissimulai pas combien j'étois indigné de la surprise dont j'avois failli être la dupe, & il ne le fut pas moins que moi : il en prit note, & me promit de dénoncer l'Ouvrage & le Libraire à la première assemblée de sa Communauté. Comme je n'ai pas vu depuis M. Lambert, je ne sais ce qui en est résulté.

J'ai été bien aise de vous instruire, Monsieur, si vous l'ignoriez, de ce petit tour d'adresse, qui peut-être est plutôt le fait du Libraire que de l'Auteur ; mais qui, de quelque part qu'il vienne, n'en est pas moins répréhensible, & doit être rendu public, afin de prévenir les effets d'une cupidité aussi dangereuse dans ses suites, qu'artificieuse dans les voies qu'elle met en œuvre pour parvenir à ses fins. Je viens maintenant à l'*État de Médecine* : voici les remarques & les réflexions qu'une lecture attentive m'a suggérées.

1°. Je commence par déclarer que mon intention n'est pas de faire perdre au Libraire le gain qu'il a cru retirer d'un Ouvrage qu'il a probablement bien payé, qui lui a coûté beaucoup de soins & de peines, & même beaucoup de démarches, si l'on en juge par le nombre de cartons qu'il a été obligé de placer après coup, & qui eussent été en bien plus grand nombre, si les intentions & les corrections du Censeur (M. Carrere) eussent été suivies : je suis intimement convaincu qu'il étoit impossible qu'un Ouvrage de la nature de celui-ci fut exact, & qu'il falloit nécessairement s'attendre à y trouver des fautes. Je sais être aussi indulgent qu'Horace, & je dirai volontiers avec lui :

Non ego paucis
Offendar maculis, quas aut incuria fudit,
Aut humana parum cavit natura, &c.

Mais je sais aussi qu'il est des fautes ridicules, grossières, impardonnables, sur-tout lorsqu'il n'a fallu que des yeux & des oreilles pour les éviter. Je sais encore qu'on ne peut mettre de ce nombre les fautes d'impression ; mais je sais aussi qu'il en est qu'on ne peut attribuer qu'à un défaut d'attention, à une négligence de s'instruire tout-à-fait inexcusable. L'article de Paris, par exemple, devoit-il fournir matière à un errata aussi étendu que celui que vous verrez dans le cours de cette Lettre ? Les Auteurs n'avoient-ils pas toutes les facilités possibles pour éviter les erreurs dans lesquelles ils sont tombés ? Les Officiers des corps dont ils parlent, ne se fussent-ils pas fait un plaisir de leur procurer tous les renseignemens, & toutes les instructions qui eussent pu leur être nécessaires ?

2°. Le Libraire, dans un *Avis important*, qu'il a mis à la tête du Livre, annonce que l'abondance des matières a fait monter à vingt-sept feuilles, cet Ouvrage qui ne devoit en avoir tout au plus que vingt, & qu'en conſéquence il ſe trouve obligé de le vendre douze ſols de plus. Cela ſeroit bien, ſi cette abondance de feuilles eût été indiſpenſable; mais ſi elle n'a été occaſionnée que par des matières étonnées de ſe trouver à côté les unes des autres; ſi, comme il eſt aiſé de le prouver par le titre même du Livre, il y a pluſieurs de ces matières qui n'euſſent pas dû y trouver place; que devient l'avis du Libraire? Si, par exemple, l'Abrégé Hiſtorique de la Médecine qui eſt à la tête, & qui n'eſt qu'une mauvaiſe compilation de ce qu'ont dit avec plus d'ordre & de clarté *Leclerc*, *Freind*, *Schulze*, *&c.* Abrégé qui contient 38 pages : ſi l'Hiſtoire, mal faite & fauſſe à bien des égards, des Chirurgiens privilégiés, dont l'état actuel n'eſt que précaire, Hiſtoire qui renferme 24 pages; ſi différentes annonces de Charlatans, & de remédes dont, ſuivant l'expreſſion même des ſieurs Lefebure & Cézan, les Auteurs, quoique très-connus dans Paris, n'ont aucune permiſſion, & qu'il étoit en conſéquence inutile de citer; ſi enfin, nombre d'autres matières pareilles n'euſſent jamais dû trouver place dans l'*Etat de Médecine;* le Public n'eſt-il pas en droit de reprocher aux Editeurs encore plus qu'au Libraire, d'avoir inutilement ſurchargé un volume, qui plus reſſerré eût coûté moins cher, & eût été meilleur: mais comme dit très-bien PORTIUS LATRO in declam. *graviſſimi ſunt irritatæ neceſſitatis morſus.*

3°. Les Auteurs vantent beaucoup, dans leur Avertiſſement, les recherches, les démarches que leur a coûtées cet Ouvrage. Ils veulent qu'on leur ait beaucoup d'obligation des peines & ſoins qu'ils ſe ſont donnés : ils s'appeſantiſſent ſur le détail des difficultés qu'ils ont éprouvées, sur les correspondances qu'ils ont été obligés d'établir. Malgré toutes ces recherches, ces démarches, ces peines & ces soins, ils n'ont rien fait qui vaille : qu'eussent-ils dont produit, s'ils ne s'étoient donnés aucune peine ? Ils ont commis les fautes les plus grossières dans des endroits où il ne falloit que prendre un Almanach & lire Ils ont fait les plus grandes inepties dans des articles, où le simple bon sens de *Gros-Jean*, suffisoit pour ne pas se tromper, & ils viennent après cela nous dire fort tranquillement, *que l'on ne doit pas etre surpris qu'un Ouvrage dont le plan est si étendu, & qui paroît pour la premiere fois, n'ait pas acquis tout de suite le degré de perfection qu'il doit avoir.* Il s'agit bien de perfection dans un Ouvrage, lorsqu'il est à peine ébauché. L'erreur est bien éloignée de la perfection. *Il y a*, ajoutent-ils, *un grand nombre de fautes, que l'on ne doit pas plus nous imputer qu'à l'Imprimeur.* A qui donc, Messieurs, s'il vous plaît, doit-on les imputer ?.... à la Brocheuse peut-être..... *Risum teneatis, amici.*

4°. Je vois avec peine, Monsieur, que dans la liste des Correspondans de ces Messieurs, il n'y a aucun Médecin ni Chirurgien de Paris : je conviens qu'on eût pu s'en passer ; mais ce ne sont sûrement pas ceux qui ont rédigé l'*Etat de Médecine.*

5°. A l'article *Coquereau*, *page 59*, on eût pu nous apprendre que ce jeune Médecin traduit actuellement, ou a fini de traduire la partie Chirurgicale du dernier Volume Latin, donné par M. Van Swieten. Ainsi il est le continuateur de MM. Louis, Ferrand & Sue, qui ont traduit les ſept premiers Volumes, c'eſt-à-dire, que M. Louis a revu les cinq premiers Volumes qui avoient déjà été traduits, & auxquels il a ajouté des notes inſtructives, tandis que les deux derniers ont été traduits par MM. Ferrand & Sue: auſſi M. Louis, qui eſt trop honnête pour mettre ſon nom à la tête des Ouvrages de ſes Confreres, n'a-t-il pas mis le ſien aux deux derniers Volumes.

6°. On ne voit pas trop quelle peut être la petite malice de nos Auteurs, page 61, où après avoir rapporté les noms & qualités, ainſi que la patrie de M. Gardane, ils lui donnent pour demeure, ou ſi l'on veut, pour adreſſe, la Ciotat. Cette équivoque a été applaudie, il y a quelques années, dans la bouche d'un homme d'eſprit & plein de ſaillies, à l'égard d'un ennemi avec lequel il étoit en procès. Mais quelle grace peut-elle avoir, ou plutôt combien ne doit-elle pas paroître malhonnête & déplacée dans la bouche d'un Medecin vis-à-vis de ſon Confrere. Il faut que nos Auteurs aient trouvé la plaiſanterie de la Ciotat bien agréable : car ils ont honoré de la même gentilleſſe, page 410 de leur Rapſodie, M. Audibert, Médecin de Marſeille, & Auteur de deux Poémes intitulés l'un *la Conquête du Port Mahon*, & l'autre *Louis XV ſauvé*.

7°. A l'article de M. Alphonſe Le-Roi, *page* 73, on eût pu annoncer la premiere partie de la Pratique des Accouchemens qu'il vient de publier, & cela eût été d'autant plus néceſſaire que cette premiere partie attendra peut-être long-tems ſa ſœur cadette : car je crois que la ſœur aînée, pour s'être aviſée de parler de matières auxquelles elle n'entendoit rien, ſera ſi bien étrillée, que ſa cadette n'osera se montrer, dans la crainte d'éprouver le même sort.

8°. Je savois bien que ce n'étoit pas M. de Bauve qui étoit Auteur du Libelle publié contre moi en 1769 : il y a trop de Latin pour lui ; mais je ne savois pas, ainsi que je l'apprends *page* 74 de l'État de Médecine, que j'en eusse l'obligation à M. Sallins. Je le prie d'en recevoir ici mes complimens publics, si toutefois il est l'Auteur de ce Pamphlet : car peut-être est-ce encore un quiproquo des Éditeurs. Il est vrai qu'ils le mettent, *page* 89, à l'article de M. de Bauve ; mais mes Confreres & moi, nous savons à quoi nous en tenir à ce sujet, & si cet écrit n'est pas de M. Sallins, qu'il est encore moins de M. de Bauve, qui, quoique le prête-nom, n'auroit pu fournir des armes dont il ne connoît pas la trempe.

9°. *Page* 91 & ailleurs, les Auteurs mettent *ancien Prévôt du Comité de l'Academie de Chirurgie* ; ce qui est tout-à-fait ridicule. Pourquoi confondre ainsi les rangs & les placer dans un Ouvrage destiné au contraire à les séparer, & à distinguer les Officiers d'un corps de ceux d'un autre ? Il est bien vrai que le Collége & l'Academie de Chirurgie ne forment qu'un seul & même Corps ; il y a pourtant quelque chose de plus, c'est que l'Académie est dans le Collége, & non pas le Collége dans l'Académie. Cela est si vrai, que pour être du Comité, il faut nécessairement être membre du Collége ; mais les Officiers de l'un & de l'autre sont différens. C'est le Collége qui a des Prévôts, & non l'Académie, laquelle a des Officiers particuliers connus sous le nom de Directeur, Vice-Directeur, Secrétaire, &c. Comment peut-on faire de pareilles méprises, lorsqu'il n'a tenu qu'à un ſeul mot pour les éviter ?

10. *Page* 70. Où les Auteurs ont-ils appris que M. Pajon de Moncets fut Médecin de l'Hôtel-de-Ville ? S'ils euſſent pris la peine de faire la moindre démarche à cet égard, ils euſſent au contraire appris que depuis la mort de M. Theroulde de Vallun, le dernier Titulaire, il n'y a point eu de Médecin nommé à cette place, dans laquelle il n'y a, en effet, aucune fonction à remplir. Auſſi un des plus anciens Magiſtrats Municipaux me diſoit derniérement, qu'il trouvoit bien ſingulier, que de trois Médecins qu'il avoit vu ſucceſſivement attachés à l'Hôtel-de-Ville, pas un d'eux ne sût où étoient les priſons. Qu'on juge d'après cela, s'il eſt bien néceſſaire que cette place ſoit remplie.

11°. *Page* 81. Comment ſe peut-il que nos Auteurs aient mis M. Peyrilhe Commiſſaire pour les Extraits de l'Académie de Chirurgie, tandis que M. Fabre occupe cette place depuis la mort de M. Dujardin, qui y avoit été nommé pendant la maladie dont il eſt mort ? Que ne conſultoient-ils ſeulement l'Almanach Royal qui eſt à la portée de tout le monde ? Après avoir annoncé, *page* 243, le Collége & Académie Royale de Chirurgie, Stances par M*** Chirurgien, *in*-8°, 12 *pages*, ils ajoutent ce qui ſuit : *on attribue cette piece à M. Perilhe, mais nous ſommes trop convaincus de ſes talens, & de ſon reſpect pour la Medecine dont il eſt membre, pour croire que cette eſpece de diatribe ſoit ſortie de ſa plume.* Il eſt clair comme le jour, d'après ce paſſage, que ces Auteurs ne ſe ſont pas ſeulement donnés la peine de lire ces Stances : qu'elles ſoient de M. Peyrilhe ou d'un autre, peu importe : ce qu'il y a de certain, c'eſt que ce n'eſt point une diatribe.

12°. Je trouve, *page 92*, une remarque méchante au ſujet de M. de la Chaux, jadis notre Confrere. Les Auteurs diſent que c'eſt depuis qu'il eſt revêtu de la charge de Hérault ordinaire de l'Ordre Royal & Militaire de Saint Louis, qu'il n'exiſte plus ſur notre tableau. Il faut convenir qu'ils ſont auſſi habiles en remarques qu'en recherches : qu'ils apprennent donc que leur remarque eſt fauſſe, que M. de la Chaux étoit déjà rayé depuis long-tems de deſſus notre liſte, que lui-même avoit demandé ſa radiation, & que ce n'eſt pas ſa nouvelle Charge, qui l'a contraint de la demander, d'autant plus que dans l'état actuel où eſt la Chirurgie, avec le rang honnête qu'occupent maintenant les Chirurgiens dans la ſociété, ſa nouvelle qualité pourroit n'être pas incompatible avec celle de Chirurgien.

13°. Il y une confuſion ſingulière, *page 95*, dans la demeure & l'annonce de MM. Diſdier, Maîtres en Chirurgie, ou ſi l'on veut, comme les Auteurs affectent de le mettre par-tout, Maîtres Chirurgiens : auſſi bien ſommes nous actuellement avec les Apothicaires les ſeuls Maîtres que la loi autoriſe. M. Diſdier, qu'on place à l'Eſtrapade, eſt celui à qui appartiennent les Ouvrages attribués à l'autre M. Diſdier. On fait celui-ci Profeſſeur d'Anatomie à l'Académie de St Luc, tandis que c'eſt l'autre qui occupe cette place. Que de bévues dans un article de quelques lignes !

14°. En parlant de M. Dupouy, *page 96*, on fait mention de ſes réfléxions ſur les Luxations, adreſſées à M. Portal, & inſérées dans le Journal de Médecine : cela eſt fort bien ; mais pourquoi n'avoir pas agi de même à l'égard de tous les autres Médecins ou Chirurgiens de Paris, qui ont donné des Observations intéressantes au Journal de Médecine ? C'est sans doute que les Auteurs les ignorent; ils ignorent tant de choses ces Messieurs! ils ne savent peut-être même pas, qu'il y a une Table des trente premiers Volumes de ce Journal, qui leur eut été d'un grand secours pour rendre à tous la justice qu'ils ont rendue à quelques-uns. Cette Table, il est vrai, auroit pu être mieux faite, & dressée dans un meilleur ordre; mais enfin telle qu'elle est, elle eut toujours été assez bonne pour des Auteurs qui travaillent à la hâte, &, pour ainsi dire, à l'aune.

15°. *Page* 89. Ils font M. Allouel, fils, ancien Chirurgien, Aide-Major des Armées du Roi en Corse, quoiqu'il n'ait jamais mis le pied dans cette Isle; ils ont voulu dire à Monaco, où il a réellement été, non pas comme Chirurgien Aide-Major, mais bien comme Médecin de l'Hôpital & des Troupes du Roi. On eut pu ajouter au Traité d'Ostéologie qu'on lui attribue, qu'il est Auteur de deux Dissertations insérées dans le Journal de Médecine; l'une, Tome XXXIV, *page* 367, sur le danger d'abandonner à la nature la ligature des vaisseaux, après les amputations; l'autre, Tome XLI, *page* 233, sur la conduite d'une mère nourrice relativement à son enfant.

16°. En décrivant les travaux du célébre M. Levret, il falloit rapporter les différens morceaux dont il a enrichi le Journal de Médecine; cependant on n'a point parlé de son nouvel instrument pour l'extraction du polype du nez, de sa manière de construire les pessaires, de ses remarques avec leurs ſuites ſur l'allaitement des enfans, &c. il falloit tout dire ou rien. Si cet axiôme eſt auſſi vrai, qu'il eſt trivial, qu'*à l'œuvre on connoît l'Ouvrier*; quelle idée, Monſieur, devez-vous déjà vous former des deux Médecins, Auteurs de l'*Etat de Médecine*? mais je ne ſuis pas encore au bout de mes obſervations; j'en ai encore de plus importantes à vous communiquer. Pourſuivons donc.

17°. Quand on parle ſans ſavoir, ni connoître les choſes, & ſans s'être mis à portée de les connoître, on fait toujours des ſottiſes : ainſi nos Auteurs mettent, *page* 10 & 104, Meſſieurs *Petron* & *Pipelet* experts pour les hernies, tandis qu'ils ſont tous deux Maîtres en Chirurgie, tous deux Conſeillers du Comité de l'Académie. Meſſieurs LeF.... & C.... ne ſavent apparemment pas qu'il n'y a d'experts pour les hernies, que ceux qu'on reçoit pour cette partie, & qui n'ont point la qualité de Maîtres. Car ceux qui ont cette qualité, n'ont aucunement beſoin de celle d'Expert pour pratiquer, ſoit la Chirurgie des hernies, ſoit celle des dents : il dépend d'eux, ou de les pratiquer toutes, ou d'en choiſir une de préférence. Pourquoi ne pas demander lorſqu'on ignore? Cela ne vaut-il pas mieux que de courir les riſques de tromper le Public.

18°. Il eſt bien ſingulier qu'à l'article de M. Piet, *page* 103, ces Meſſieurs le déclarent Auteur d'un Ouvrage qu'il paroît déſavouer, ou du moins auquel il n'a pas mis ſon nom, & qu'ils ne parlent pas de ceux qu'il avoue, & à la tête deſquels ſon nom ſe trouve. Ainſi ils auroient dû indiquer la Lettre qu'il a écrite à M. Roux, au ſujet du forceps d'un mauvais Dictionnaire d'Anatomie d'Anatomie & de Chirurgie qui parut en deux Volumes, il y a quelques années; Lettre qui a été insérée dans le Journal de Médecine, Tome XXVI, *page* 350. Ainsi ils auroient dû parler de celle qui se trouve dans le même Journal sur une correction que M. Piet a imaginée pour le forceps courbe, & de ses réponses à ce sujet à Messieurs Robin & Guilhermond.

19°. Que de choses j'aurois, Monsieur, à reprocher à nos Auteurs sur les articles, *pag.* 105 & 106, qui concernent mon oncle & moi ! De ces deux articles, l'un est indiscret au moins, & l'autre est faux à certains égards : en voici la preuve.

Premierement, le Discours prononcé aux Écoles de Chirurgie le 5 Octobre 1750, est de mon père & non de mon oncle ; mais cela n'est rien. Ceci est plus fort : les Auteurs, en parlant du Traité d'Ostéologie de Monro, publié par M. Sue, ont osé dire que Madame la Présidente d'Arconville a dépensé 2200 liv. pour la gravure des planches. De deux choses l'une, ou ils ne savent ce fait que par oui-dire, & alors il y a plus que de l'indiscrétion à l'avoir publié, ou Madame la Présidente les en a instruits elle-même, &, alors, à moins que d'avoir eu son aveu, ils n'ont pu l'insérer dans leurs feuilles. Or comme il est très-probable, pour bien des raisons inutiles à déduire ici, qu'ils n'ont pas l'honneur d'être connu de cette Dame, il s'ensuit qu'ils ont écrit à la légère & sans sentir l'indécence de leur procédé. Un nom aussi respectable devoit-il se trouver dans une Brochure élevée en grande partie au charlatanisme ? Ils auroient pu faire mention dans cet article des Élémens de Chiturgie, publiés par M. Sue en 1755, *in*-12.

Secondement, l'article qui me concerne, renferme plusieurs fautes. Il y en a quelques-unes auxquelles on pourroit m'accuser d'avoir participé; car enfin, qui ne croira pas que pour un Etat de Médecine, où l'on cite des Auteurs avec leurs Ouvrages, ces Auteurs ont été consultés, sur tout lorsqu'ils ont beaucoup écrit? C'est pourtant ce que n'ont pas fait les sieurs Lefebure & Cézan : aussi vous voyez, Monsieur, comme ils ont bien réussi dans leur besogne. Ils m'ont fait l'honneur de ne me dire qu'Adjoint au Comité, quoique je sois Conseiller depuis plus de six mois. Ils ont commis, au surplus, la même faute à l'égard de Messieurs Lassus & Garre, avec lesquels j'ai été nommé : ils auroient pu mettre aussi que j'ai été Professeur à l'École pratique; que je suis des Académies de Rouen & de Dijon, parce que tout cela n'est pas nouveau; mais il s'en faut bien que je leur fasse un crime de ces omissions, & ce ne sont sûrement pas là les fautes auxquelles on pourroit m'accuser d'avoir participé. Il n'en est pas de même de la suivante, qu'il est de mon interêt de relever fortement : ils ont dit que je travaillois avec M. Peyrilhe à l'Histoire de la Chirurgie, commencée par M. Dujardin. Cette assertion est de toute fausseté : je la dénie publiquement, parce que jamais on ne m'a proposé la continuation de cette Histoire, encore moins d'y travailler avec M. Peyrilhe. Je lui serois peut-être plus nuisible qu'utile, & il a les reins assez forts pour soutenir lui seul le fardeau dont il est chargé.

C'est à ce sujet que nos Auteurs annonçant, *page* 583, la mort de M. Dujardin, & en même tems le premier Volume de l'Histoire de la Chirurgie, disent : *cet Ouvrage, à beaucoup près, n'est point exempt de fautes* : je le crois bien ; mais au moins ces fautes ne sont pas de la nature de celles que nous relevons dans l'*Etat de Medecine*. Si l'on s'est trompé, c'est parce que la source de l'instruction étoit ignorée ; nos Auteurs en peuvent-ils dire autant ? Ils m'ont aussi mis Chirurgien de la Ville ; ils ont voulu dire de l'Hôtel-de-Ville, parce que tous mes Confrères sont comme moi Chirurgiens de la Ville. L'erreur est quelquefois permise ou au moins tolérée ; mais quand elle est poussée à ce point par un Auteur, le Lecteur prend le Livre de dépit & le jette au feu : peu s'en est fallu que je n'en aie fait autant. Mais j'ai encore à vous entretenir, Monsieur : r'ouvrons donc le Livre, & prenons patience.

20°. Qu'est ce que ce Monsieur *Cercy* dont on parle, *page* 107, en annonçant les recherches critiques de M. Valentin sur la Chirurgie Moderne ? Je vois bien que c'est M. Louis qu'on a voulu mettre, mais il y a tant de différence entre *Cercy* & *Louis*, qu'il est inconcevable comment cette faute a pu échapper, lors de la correction des épreuves, à deux têtes aussi bien organisées que celles de Messieurs Lefebure & Cézan.

21°. Il y a, *pages* 108 & *suivantes*, un article fort long concernant les Chirurgiens privilégiés, article doublement inutile ; d'abord, parce qu'il est trop long ; en second lieu, parce que l'existence de ces Chirurgiens n'est que tolérée : car suivant les nouveaux Statuts que nous tenons de la bonté du feu Roi, la suppression de tous les privilèges est décidée ; en sorte qu'il ne peut plus y avoir que ceux qui existoient lors de l'enregistrement des Lettres Patentes, & dont le nombre doit nécessairement diminuer de jour en jour, jusqu'à ce qu'ils soient tout-à-fait éteints. C'est donc bien gratuitement que nos Auteurs se sont donnés tant de peines, qu'ils ont fait faire tant de recherches, cité tant d'Arrêts, de Sentences pour confirmer l'établissement d'une possession anéantie pour jamais par une loi nouvelle : mais ils avoient sans doute leurs raisons ponr en agir ainsi, & quoiqu'elles ne soient pas bien difficiles à deviner, j'aime mieux, Monsieur, paroître les ignorer que d'abuser de votre patience, en m'arrêtant à les discuter.

22°. Vous venez de voir, article 19, la plus grande preuve de l'inattention & de la négligence de nos Auteurs, lorsqu'ils ont laissé *Cercy* pour *Louis* : en voici une autre bien plus forte. Croiriez-vous, Monsieur, qu'ils ont été assez peu soigneux & assez distraits pour laisser dans une même page deux alinea semblables, de treize lignes chacun ? C'est pourtant ce qu'ils ont fait *page* 117. Diront-ils encore que c'est là une de ces fautes qu'on ne doit pas plus leur imputer qu'au Libraire ?

23°. Je lis, *page* 127, qu'on devoit envoyer au mois d'Octobre dernier aux Sag s-Femmes de Paris, une liste de celles qui sont Maitresses, mais que cela n'a pas eu lieu depuis 1773. Si j'avois l'honneur d'être le Correspondant de ces Messieurs, je les prierois de me dire où ils ont appris cette nouvelle. Il est bien étonnant qu'ils soient plus instruits que les Officiers du Collége; pour moi, qui ai l'honneur d'en être un, je puis leur certifier, qu'il n'a jamais été question, depuis que je suis en place, d'envoyer aux Sages-Femmes une liste, & quand même on eut eu cette intention, ce n'est point au mois d'Octobre qu'elle eut été effectuée, mais au commencement de l'année, tems où l'on est dans l'usage d'envoyer à chaque Maître deux tableaux, l'un Latin & l'autre François, du Collége de Chirurgie. Ainsi quand ces Messieurs disent qu'ils avoient compté sur cette liste, ils peuvent être assurés, qu'ils n'avoient compté sur rien. Comme Auteurs comiques, ils devroient savoir ce Vers de Gresset dans la Comédie du Méchant :

N'en croyez point autrui : jugez tout par vous-même.

24°. Ils confondent, *page* 190, les Chirurgiens Consultans, & autres de la Charité. Ils mettent M. Deschamps Adjoint de M. Sue, tandis que M. Sue n'a point d'Adjoint. Il a bien un Substitut qui est M. Baseilhac, qu'ils disent Consultant. M. Deschamps est aussi Consultant. Il y a encore M. Le Bas dont ils ne parlent point. Qui donc ont-ils consulté pour faire leur Livre ?

25°. Ils ignorent apparemment quels sont les Chirurgiens d'Hôpitaux, qui ont le titre de Chirurgiens-Majors, & quels sont ceux qui n'ont que le titre de Chirurgiens en Chefs; car ils donnent le premier titre indifféremment à tous les Chirurgiens d'Hôpitaux. Cependant ils devroient savoir, qu'il n'y a que les Chirurgiens qui sont à la tête d'un Hôpital Militaire, qui aient le titre de Chirurgiens-Majors : dans tous les autres Hôpitaux, les Chirurgiens, qui sont à la tête, n'ont que celui de Chirurgiens en Chefs. Ainsi aux Invalides, à l'École Militaire, aux Hôpitaux de Lille, de Douai, &c. ce sont des Chirurgiens Majors. Ainsi à l'Hôtel-Dieu, à la Charité, à Bicêtre, &c. ce sont des Chirurgiens en Chef. Comment peut on se mêler d'écrire, lorsqu'on ignore les choses les plus communes, & les plus aisées à savoir ?

26°. Dans la liste qu'ils donnent, *page* 204, de l'état actuel de la Commission, ils mettent des personnes qui ne doivent pas y être, & ne mettent pas celles qui devroient y être. Ainsi M. Piet, qui n'en est plus depuis le mois d'Octobre dernier, s'y trouve inscrit au lieu de M. Amy qui l'a remplacé. Ainsi on y lit le nom de M. de la Faye, qui, depuis plus d'un an, n'en est plus, parce qu'il n'en étoit que comme Directeur de l'Académie. M. Bordenave l'a remplacé, & M. Du Fouart, l'aîné, a depuis remplacé M. Bordenave.

27°. Peut-on rien de plus ridicule que d'annoncer, comme ils font *page* 220, une Dame Fresneau pour l'application des sangsues, application quelquefois si délicate & si dangereuse, à la suite de laquelle on a vu survenir les plus facheux accidens. *Voyez Bibliot. de Médecine* T. X. C'est bien-là le cas de dire avec S. Jérôme, Ep. 26 : *Felices essent artes, si de illis soli artifices judicarent.* Les arts & les sciences n'en iroient que mieux, s'il n'y avoit que ceux qui les pratiquent qui se mêlassent d'en juger.

28°. Nos Auteurs avouent, *page* 197, une proposition sur laquelle je suis bien fâché d'être dans le cas de leur donner un démenti formel : ils disent que le Directeur de la Librairie (il eut été plus respectueux, plus exact, de dire le Magistrat qui préside à la Librairie) envoye indistinctement à un Censeur Médecin des Livres de Médecine, de Chirurgie, & de Pharmacie, mais qu'il ne commet jamais un Chirurgien ou Apoticaire Censeur qu'à l'examen d'un Ouvrage de Chirurgie ou de Pharmacie. Cependant le contraire est démontré, & a lieu tous les jours. Feu M. Morand m'a dit plusieurs fois avoir eu des Ouvrages de différens genres à examiner, & même purement de Médecine : je sais positivement que M. Louis en a examiné, & en examine tous les jours de toutes sortes : actuellement même c'est lui qui est le Censeur des Éphémérides. Que répondront à cela nos Faiseurs de feuilles ? Ils se tairont & ils feront bien, ou ils avoueront qu'ils ont menti, & ils feront encore mieux.

29°. Lisez, je vous prie, Monsieur, les annonces de la *page* 222, & je vous demanderai ensuite, si l'on peut regarder comme quelque chose d'essentiel à la Médecine, le rouge de Portugal, d'Espagne, d'Italie & des Indes ; ainsi que les pistaches brillantes à la Reine, le rouge à la Dauphine de huit nuances différentes, &c. &c. De telles annonces, faites par deux Médecins, ne semblent-elles pas insinuer qu'ils sont plus souvent à la toilette des Dames, qu'au chevet de leur lit, pour les traiter malades. Cela, au surplus, étoit-il bien nécessaire dans un *Etat de Médecine ?* Le Public aura sans doute encore tort après cela de crier contre la grosseur & la cherté du Volume, lorsqu'il le verra rempli de pareilles futilités ! Il n'est pas jusqu'aux Médecins des chiens dont les Auteurs ne donnent l'adresse &

es noms *page* 228. *Pauca*, *ſed bona* ; telle devroit être, a dit quelqu'un, la deviſe de tous ceux qui écrivent, & moi j'ajoute, *& neceſſaria*.

30°. Quoique je me ſois borné, Monſieur, à vous détailler une partie des fautes que l'on rencontre dans la première partie de l'Etat de Médecine ; ne croyez pas que les autres parties en ſoient exemptes ; elles en ſont également remplies, mais elles peuvent vous être moins connues, ainſi qu'à moi, parce qu'il s'agit, ſurtout dans la troiſième Partie, des Médecins, Chirurgiens & Apothicaires de province, avec leſquels nous n'avons pas, comme ces Meſſieurs, des correſpondances. Je l'ai cependant parcourue cette troiſieme Partie, & j'ai vu que nos Auteurs n'avoient nullement tenu leurs promeſſes. Ils intitulent leur Ouvrage: *Etat de Médecine en Europe*, & ils ne contient pas la moitié des Médecins & Chirurgiens de l'Europe; il eſt nombre de Villes, même conſidérables, dont ils n'ont point parlé, telles que Madrid, Gênes, Florence, Naples, Rome, &c. &c. Ne valloit-il pas mieux qu'ils ſe bornaſſent à détailler l'État de Médecine & Chirurgie en France ſeulement, que de donner celui des étrangers, dont ils ont omis les trois-quarts & plus.

31°. Ils ont auſſi omis, à l'article de M. Sabatier, *page* 82, le Traité d'Anatomie en deux Volumes *in*-8°, qu'il publia l'année dernière, & dont on fait grand cas. Cet oubli eſt d'autant plus étonnant de leur part, que c'eſt le même Libraire où ſe débite l'État de Médecine, M. Didot, qui vend cette Anatomie.

32°. En annonçant, *page* 88, le Traité Théorique & Pratique des Accouchemens de M. Barbaut, on met deux Volumes *in*-8°, tandis que ce sont deux Volumes *in*-12 : il eut aussi fallu indiquer l'année 1775.

33°. Pourquoi n'avoir pas ajouté à l'article de M. David, célèbre Chirurgien à Rouen, qu'il est Inventeur de plusieurs machines de Méchanique très-ingénieuses, annoncées dans différens Journaux ? Pourquoi ne pas dire qu'il est Auteur d'une Dissertation très-savante sur la figure de la terre, laquelle parut en 1771 ?.... C'est que nous n'en savions rien. Belle réponse !

34°. *Page* 99 ils mettent M. Lamblot, père, Adjoint au Comité, tandis que c'est le fils. *Page* 96, M. Fabre est mis simplement Conseiller, tandis qu'il est Commissaire pour les Extraits. *Page* 193, on fait M. Amy Docteur en Médecine de Paris, lui qui se contente de sa qualité de Chirurgien, qu'il remplit avec distinction & avec honneur. *Page* 53, on donne la liste des Ouvrages de M. Vicq d'Azyr, & *page* 76, le détail de ses qualités. Pourquoi n'avoir pas mis tous les deux ensemble ? Le même reproche peut être fait au sujet de M. Lieutaud, *page* 66. Pourquoi attribuer, *page* 102, à M. Ménager, mort depuis peu, le *Précis* fait pour lui dans l'affaire de M. de Morangiés, tandis que tout Paris a su dans le tems, qu'il étoit de M. Linguet, cet éloquent & ce zelé Défenseur des intérêts de ses Cliens ? N'étoit-il pas aisé d'être instruit que M. Duclos est depuis très-long-tems Conseiller du Comité de l'Académie de Chirurgie ? pourquoi donc l'avoir omis *page* 104 ?

35°. Il est bien singulier, Monsieur, que les Auteurs, annonçant, *page* 268 & ailleurs, les différens secours gratuits établis dans les Facultés de Médecine, les Compagnies des Chirurgiens & autres, pour le soulagement des pauvres, ils n'aient pas fait mention de ceux qu'administrent très-réguliérement les Officiers de notre Collége, tous les premiers lundis des mois non fêtes, aux pauvres qui se présentent. C'est un usage que nous regardons comme sacré & inviolable, & qui est rempli avec toute l'exactitude possible. Outre les Consultations, nous donnons des remédes. Il est même arrivé quelquefois, qu'un de nous s'est chargé, sans aucun intérêt, de soigner & médicamenter le malade qui se présentoit & demeuroit dans son quartier. Il me semble, Monsieur, qu'une aussi belle institution méritoit bien qu'on en dît deux mots, & quelque peu instruits que vous supposiez nos Auteurs, il n'est pas possible qu'ils n'ayent pas entendu parler quelquefois de cet utile établissement.

36°. En parlant, *page* 339, des Médecins & Chirurgiens de Coimbre, ville de Portugal, un de nos Auteurs, je ne sais pas lequel, dit que la personne qui lui a procuré des renseignemens sur cette Ville, lui a parlé d'un certain Dom Augustin d'Anonciades, Moine, qui, sans avoir des Lettres de Chirurgie, y exerce avec autant de succès & de célébrité, ajoute-t-il, que le font à Paris les Frères Cosme & Potentien. Pour le Frère Cosme, il a, ce qu'on appelle en Jurisprudence, la possession d'état, & quoiqu'il ne dût faire que la taille avec son instrument, on sait qu'il fait bien d'autres choses; mais ce qui m'étonne, c'est qu'à son âge il saigne encore. Il n'y a pas quatre mois qu'il a saigné du pied une Dame de ma connoissance. Quant au Frère Potentien, j'ai bien de la peine à croire que ce que nos Auteurs avancent ici soit vrai. Il sait parfaitement que suivant les règles & statuts de son Ordre, suivant le dernier Réglement arrêté au Conseil du Roi pour la Charité, il n'est pas permis aux Religieux de cet Hôpital de travailler au dehors. C'est sans doute une calomnie dont il est de son intérêt & de son honneur de demander la suppression.

37°. *Page* 272. Les Auteurs disent que le lundi 8 Mai 1775, à onze heures du matin, on a inauguré le nouvel Amphithéâtre par un Discours. Il est bien vrai que c'est la première leçon qui y ait été faite, il falloit ajouter que ce fut par M. Louis, comme le premier Professeur en tour. Il falloit ajouter que quelques jours après, M. Tenon fit aussi un Discours d'inauguration, auquel assisterent des personnes de la plus grande distinction, tant de l'un que de l'autre sexe, & que l'assemblée étoit des plus brillantes.

38°. Je lis, *page* 388, que le sieur Bonnet, Chirurgien de Limoux, guérit la plûpart des cancers sans instrumens ni caustiques, & les loupes en trois jours ordinairement; le mot *ordinairement* est bien placé; on eût pu également mettre *toujours*. L'un eût été aussi vrai que l'autre. Il faut convenir que ce M. Bonnet est un habile homme, & nos Médecins des hommes bien crédules d'ajouter foi à de pareils mensonges.

39°. Je ne sais trop pourquoi ils prétendent, *page* 538, qu'il seroit bien à souhaiter, que le Gouvernement chargeât un Médecin instruit de faire des leçons chaque année au Jardin de Trianon. De quelle utilité pourroient être ces leçons après celles du Jardin du Roi? Le Gouvernement est trop sage & trop économe dans ses dépenses, pour en faire d'aussi inutiles & d'aussi déplacées. Peut-être un des Auteurs aspire-t-il à cette place ?

40°. Messieurs les Maîtres en Chirurgie de Versailles, sont priés de faire attention à l'article qui les concerne *page* 533. On avance que leurs statuts *ont été faits par une plume habile*, & on en donne pour preuve, qu'*à chaque mot, pour ainsi dire, on y trouve de nouvelles embuches*, comme si, quand cela seroit vrai, l'habileté d'un Écrivain consistoit à tendre des piéges. C'est peut-être dans ce sens que nos Auteurs ont été habiles à dresser l'État de Médecine, de Chirurgie, &c. Ils prétendent qu'*en suivant les statuts* des Maîtres en Chirurgie de Versailles, *il n'y auroit eu besoin* dans cette ville *ni de Médecins*, *ni d'Apothicaires*, & que *les Chirurgiens auroient suffi pour tout*. Il n'y a point de réponse à une proposition aussi absurde : ils font aussi un crime aux Chirurgiens de cette Ville de prétendre que d'après la disposition de l'article 26 de leurs Statuts, les Médecins n'ont pas le droit d'exercer la Chirurgie. Il falloit d'abord prouver que telle est la prétention des Chirurgiens de Versailles; cela s'appelle créer des chimères pour avoir le plaisir de parler.

Je m'arrête, Monsieur, car je ne finirois pas, si je voulois relever le quart seulement des fautes contenues dans cet *Etat de Médecine* : il en fourmille. Si la prémière Partie, qui auroit dû être la plus exacte, comme renfermant l'article de Paris, dont il étoit si aisé d'être instruit, est aussi défectueuse que vous venez de le voir, jugez de ce que doivent être les deux autres Parties, pour lesquelles les Auteurs ont été obligés de s'en rapporter à leurs Correspondans.

En lisant cet Ouvrage vous verrez par la manière dont il est écrit, qu'il a été fait avec la plus grande hâte. Je sais bien qu'il n'étoit pas susceptible d'un style bien élégant, mais encore faut-il parler François, lorsqu'on se mêle d'écrire, sur quelque matiere que ce soit. Il n'y a pourtant presque pas de pages dans l'*Etat de Médecine*, où l'on ne rencontre des constructions de phrases vicieuses, des expressions tout-à-fait ridicules.

En voilà, Monsieur, plus qu'il n'en faut pour vous mettre à même de juger de l'exactitude de nos deux Auteurs : comme je sais que le secret d'ennuyer, est celui de tout dire, je finis. Vous voyez qu'il résulte de l'examen sommaire que j'ai fait de l'État de Médecine publié par Messieurs Lefebure & Cézan, que c'est un Ouvrage entiérement à refaire, qu'il n'y a pas de pages où il n'y ait quelque faute, que les Auteurs méritent toute l'animadversion du Public, pour n'avoir pas consulté ceux qui étoient à portée de leur donner les instructions dont ils avoient besoin. Si je ne craignois pas qu'ils m'accusassent comme M. Gardane (1) de recrimination, je leur dirois, ce qu'ils ont dit de la Gazette de ce Médecin, *page* 235 de leur Brochure, que le seul

(1) En annonçant, page 236, l'Extrait de la Gazette de Santé du Jeudi 13 Juillet 1775, *in*-12, ils ajoutent : *C'est une recrimination, mais elle est à la manière de ceux que l'on appelle vilains, & qui se récrient, vilain toi-même.* Que ces expressions sont bien choisies ! qu'elles ont de grace dans la bouche de Médecins Dramatiques !

moyen de corriger leur Livre, eſt *de le purifier par le feu*; mais comme je ne trouve pas cette penſée bien brillante, je la leur abandonne. Je les engage ſeulement, ſi le ſoin de leur honneur & de leur réputation les touche encore, de tenir caché ce fruit malheureux de leurs veilles, d'attendre tranquillement ſa mort qui ne tardera pas; & ſi l'année prochaine les Doyens des Facultés de Médecine, & les Lieutenans du premier Chirurgien du Roi, ont bien voulu répondre à leurs invitations, (ce que je n'oſerois leur promettre) ils pourront alors, en profitant des obſervations que contient cette Lettre, & de celles qu'ils recevront ſans doute durant cet intervalle, donner une nouvelle édition de leur *Etat de Medecine*, & réconcilier ainſi avec eux le Public qu'ils ont cette année ſouverainement indiſpoſé. Mais qu'ils ayent attention ſurtout d'être circonſpects, & de ne point faire de leur Almanach une chronique preſque ſcandaleuſe; les ſuites n'en ſont jamais bonnes; car, comme dit Horace :

Rarò antecedentem.....
Deſeruit pede pœna claudo.

J'ai l'honneur d'être,

Monſieur,

Votre très humble & très obéiſſant ſerviteur, SUE, le jeune, Prevôt du Collége de Chirurgie, des Académies de Montpellier, Rouen & Dijon, &c.

A Paris, 13 *Mars* 1776.

www.ingramcontent.com/pod-product-compliance
Ingram Content Group UK Ltd.
Pitfield, Milton Keynes, MK11 3LW, UK
UKHW012127240726
13965UKWH00005B/2011